Tr

LYO

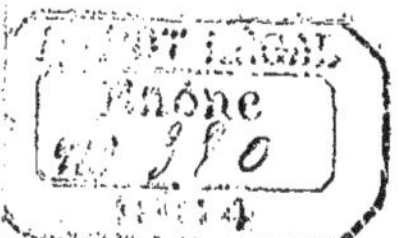

Dr Pierre COUDOUR

Travail du Laboratoire d'Hygiène de la Faculté de Médecine de Lyon

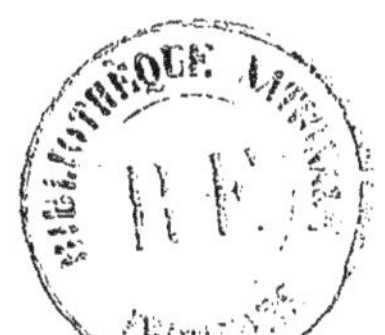

Les Quarantaines

LYON. — IMP. A. REY

LES

QUARANTAINES

TRAVAIL DU LABORATOIRE D'HYGIÈNE DE LA FACULTÉ DE MÉDECINE

LES

QUARANTAINES

PAR

Le Dr Pierre COUDOUR

LYON

A. REY & Cie, IMPRIMEURS-ÉDITEURS DE L'UNIVERSITÉ

4, RUE GENTIL, 4

1904

A LA MÉMOIRE DE MA MÈRE

A MON PÈRE DÉVOUÉ

A mon Président de Thèse

MONSIEUR LE PROFESSEUR J. COURMONT

Professeur d'Hygiène à la Faculté de Médecine de Lyon.
Officier de l'Instruction publique,
Médecin des Hôpitaux.

C'est sur les conseils du professeur J. Courmont que nous avons eu l'idée d'étudier les modifications que l'on pourrait apporter au règlement sanitaire de 1896, en particulier en ce qui concerne les quarantaines.

Au début de ce travail, nous tenons à le remercier d'avoir bien voulu accepter la présidence de notre thèse et de nous avoir fourni les documents nécessaires pour mener à bien la tâche que nous avons entreprise.

Nous n'aurions garde d'oublier M. le professeur Florence, qui a bien voulu mettre à notre disposition sa parfaite connaissance de l'histoire médicale lyonnaise.

Enfin, que notre ami, le Dr Lacomme, préparateur d'hygiène à la Faculté, qui nous a aidé dans ce travail, reçoive nos remerciements sincères.

LES
QUARANTAINES

CHAPITRE PREMIER

HISTORIQUE

Il est impossible de savoir si les Romains avaient établi des mesures de protection contre les invasions épidémiques à Lyon. Un temple ou hospice dédié à Apollon, existait certainement pour recevoir les voyageurs malades, ainsi que le prouve l'humoristique, enseigne de l'aubergiste Decumanus :

Mercurius hic lucrum promittit Apollo salutem Septumanus hospicium cum prando qui veneris melius utetur post hospes ubi maneas prospice.

L'épitaphe suivant fait au reste allusion aussi à cette maison (temple ou hospice) où l'on frictionnait :

Tu qui legis, vade in Apollonis quod ego cum conjuge feci lævari vellem si adhuc possem[1].

De nombreuses médailles au type de Salus (surtout pendant le règne de Probus), correspondant à la présence de troupes dans notre région (vers 276) et le numismate Lepante, ne doute pas que le choix de cette légende ne soit due à la présence de la peste qui, depuis quinze ans, ravageait l'empire romain[2].

[1] *In* Steyer, I. 366.
[2] *In* Poncet.

Selon toute vraisemblance, les Romains avaient déjà à Saint-Alban un *xénodochium* pour recevoir les malades venant d'Italie ou du Compendium de Venise, avant leur entrée en ville[1]. Une chapelle dédiée plus tard à Saint-Alban, remplaça cet hospice, et on y vouait les enfants malades en donnant une offrande d'un *coupon de seigle.*

A partir de 542 jusqu'à 600, la peste sévissait avec rage en Europe, et on compte pendant cette période des épidémies importantes, dont celle de 571 fut particulièrement meurtrière à Lyon. C'est de cette époque que datent divers hôpitaux disposés aux portes de la ville et destinés à recevoir les voyageurs suspects. On sait que les transactions commerciales étaient actives et que Lyon était resté l'Emporium de la France naissante. On y recevait toutes les épices de l'Inde, *du gingembre*, *la canella*, *les giroflos*, *les peyvros* et autres *especeri*, des dattes d'Afrique, etc., et naturellement les caravanes amenaient les maladies épidémiques.

Les hôpitaux établis, vers cette époque ou peu après, aux entrées de la ville, étaient ceux des *Deux Amants*, à Vaise, de *Saint-Georges*, au sud, plus tard remplacé par l'hôpital des pestiférés ; l'hôpital de *Trion* ou de Saint-Just, sans doute l'un des plus anciens et qui était annexé au cloître de Saint-Just, créé par saint Patient, au IVe siècle. Cet hospice, d'après un manuscrit des Génovéfains, conservé à la bibliothèque Sainte-Gene-

[1] Archives historiques et nationales du département du Rhône, tome I, p. 83.

viève, était fait de quatre maisons qui furent détruites ainsi que le cloître par les huguenots. Il ne faut pas le confondre avec celui de Saint-Irénée, situé plus près de la place actuelle de Trion.

On croit qu'un ancien *xénodochium* romain existait à l'entrée du pont du Rhône, situé à l'époque romaine, juste en face de l'Université. Ce *Xénodochium* devint la récluserie de Saint-Hélène, dans la rue de ce nom, quand le pont disparut.

Il fut remplacé en 542 par l'Hôtel-Dieu actuel à l'entrée du nouveau pont, et qui fut non un hôpital mais, un vrai *xenodochium* ou lazaret pour recevoir les voyageurs ; ainsi qu'il résulte du Concile d'Orléans [1].

Un autre *xenodochium* existait alors sur l'emplacement de l'ancienne douane, près le pont de la Saône, et je rappelle que quelques érudits [2] ont cru qu'il s'agissait là du grand Hôtel-Dieu lui-même, ce qui est peu probable.

On peut donc dire qu'au ve siècle toutes les entrées de la ville étaient barrées par un hôpital destiné à recevoir les voyageurs malades.

Lorsque la lèpre apparut dans notre pays dès 585, les précautions les plus rigoureuses furent prises contre ce redoutable fléau et la France entière se couvrit d'un réseau de léproseries admirablement placées (si l'on en juge par celle que l'on connaît encore), tant au point de vue de l'isolement que de la surveillance des routes.

[1] 15 canons du 5e Concile, présidé par saint Sacerdos, 549.

[2] Guigue entre autres.

Sous Charles VIII, vers 1229, le nombre des léproseries dépassait en France 2000, Lyon en avait quatre, c'est-à-dire une à chaque entrée : celle de *la Madeleine* ou de *Saint-Lazare* pour les voyageurs venant d'Italie et de Vienne ; celle de la *montée des Balmonts* à Vaise ; celle de Saint-Irénée ou de *Griffol* (Griffon) et enfin celle de Sainte-Foy. [1]

[1] A propos des léproseries, nous citons un passage extrait d'un ancien rituel du diocèse de Vienne où l'on décrit les cérémonies qui accompagnaient la séquestration d'un lépreux.

« On allait prendre le lépreux en procession chez lui, avec la « croix et l'eau benite ; il précédait la croix, on le conduisait à « l'église et il entendait la messe assis dans la nef. La messe « finie, le curé avec les paroissiens s'approchaient de lui et lui « adressaient cette exhortation :

« Mon ami il plaist à nostre Seigneur que tu soyes infect de « cette maladie, et te faist nostre Seigneur une grant grâce, « quant il te veult punir de tes maux que tu as faict en ce « monde. Pourquoi aye pacience en ta maladie : car nostre « Seigneur pour ta maladie ne te deprise point, ne te sépare « point de sa compagnie, mais si te as bonne pacience, tu seras « sauvé comme fust le ladre qui mourut devant l'ostel du mau- « vais riche et fut porté tout droit en paradis.

« Le prêtre bénit ensuite son habit ou son manteau, et le lui « remet en disant :

« Vois-tu la robe que l'église te baille, en toi défendant que « jamais tu ne portes robe d'autre façon, afin que chascun puisse « cognoistre que tu es infect de cette maladie, et afin que l'on « te donne plutost l'aumosne pour l'amour de nostre Seigneur.

« Le prêtre bénit les gants et les lui donne en disant.

« Vois-tu les gants que l'église te baille, en toi défendant que « quant tu iras par les voies ou aultre part, que tu ne touches à « main nue auculne chose, mais tu ayes mis tes gants, afin que « lesquels ne sont point infects de cette maladie ne toulchent « aucune chose après toi, et que par le moyen du touchement « que l'on ferait après toi, l'on ne fust infect de ta maladie.

L'isolement des lépreux ne se faisait d'ailleurs pas que dans la région lyonnaise. Toutes les villes avaient leurs léproseries; par exemple, on lit dans les *Archives de Belleville :* « L'an que dessus (1578) et le dimanche « IIII jour du moys de may, à deux heures après « midy a esté reçeu et rendu ladres en la maladière « de ceste ville, Barthelmi Perrichon, natif d'Amberz

« Ensuite il bénit des langues de bois et les lui remet en « disant :

« Vois-tu ici la langue que l'église te baille, en toi défendant « que tu ne demandes jamais l'aumosne, sinon à cet instrument.

« Et aussi te défend l'église que jamais tu ne parles à per- « sonne se l'on ne te faict parler.

« *Item*. L'église te commande que quand iras par les voyes « et que tu rencontreras une personne saine que tu lui faces « place.

« *Item*. Que tu ne converses jamais avec ceux qui ne sont « point infects de ceste maladie tant en maison comme aultre « part.

« *Item*. Que jamais tu n'entres en l'église jusques à la mort, « afin que par la conversation que feroys avec les sains, qu'ils « ne fussent infects de ta maladie.

« *Item*. L'on te commande que quand tu seras en ta maladrerie, « que devant quarante jours tu n'en sortes point, ou au moins « du pourpris d'icelle.

« *Item*. Je te prie que tu prennes en pacience et en gré ta « maladie, et en remercies nostre Seigneur : car si ainsi le fais, « tu feras ta pénitence en ce monde et combien que tu soyes « séparé de l'Eglise et de la compagnie des sains, pourtant tu « n'es pas séparé de la grâce de Dieu, ne aussi des biens que l'on « fait en nostre mere sainte église.

« Le prêtre l'accompagne ensuite avec la croix jusques au « lieu des infirmes, en l'avertissant de garder toujours sa « pacience par laquelle il puisse obtenir la vie éternelle.

« *Item*. Si sa maison est neuve, le prêtre doit la bénir.

« *Item*. De même qu'il bénisse son lit, son feu et sa fontaine. »

« en Auvergne, au son des cloches, avec la procession « du couvent. »

D'après un autre paragraphe de ces mêmes *Archives* on trouve qu'en 580 il y eut un fils qui fut baptisé « le vendredi XXIX dud., moys (juillet 1580) a esté « baptisé un filz au dit ladre, appelé Barthelemy... et « l'a porté Claude du Fourt, de Saint-Germain d'Am- « bérieu, lequel luy a imposé nom Claude et luy-même « l'a retourné ». On voit donc qu'à cette époque les ladres mariés pouvaient vivre en famille et que leurs enfants pouvaient être baptisés à l'Eglise ; mais aussitôt après l'enfant était sequestré avec ses parents.

Le *mal des ardents* souvent appelé peste noire, feu de Saint-Antoine, *ignis sacer*, fut distingué de la peste ordinaire dans nos pays dès le xe siècle ; c'est alors que furent fondés par les autorités des hôpitaux spéciaux d'isolement. J'ignore à quelle époque fut fondé l'hôpital d'isolement, mais un acte de l'archevêque Aiman, daté de 1279, remit du consentement du Chapitre, au maître de l'hôpital de Vienne, l'église de Saint-André, l'hôpital et le cimetière en dépendant appelé la contracterie *avec les maisons et fonds y attachés situés tant dans la ville de Lyon qu'en tout autre lieu, à la condition principale de recevoir tous les malades atteints des maladies de Saint-Antoine et Saint-André*. On avait donc un hôpital spécial pour recevoir les malades atteints de la peste noire. Ceux qui avaient la peste à bubon étaient séparés *de toute ancienneté*, dit un texte 1539, à Saint-Laurent-des-Vignes [1]. Or,

[1] *La police de l'Aulmone de Lyon*, Lyon, 1539, chez Sébastien Gryphe.

l'auteur n'aurait pas employé cette expression si avant 1474 (c'est-à-dire soixante-cinq ans seulement auparavant), époque où Jacques Caille et sa femme Huguette fondent l'hôpital des pestiférés, on n'y avait déjà retiré ces malades.

Telles sont les mesures prophylactiques prises dans la région lyonnaise contre les épidémies jusqu'en 1539.

Nous ne sommes pas remontés aussi loin dans l'histoire pour ce qui est des quarantaines en général, et notre historique commencera seulement en 1348, date de la création des provéditeurs de la santé à Venise.

L'histoire des lazarets remonte à 1403; à cette époque, Venise ayant étendu son commerce avec Alexandrie, le Levant et la Méditerrannée et se sentant menacée par les maladies venant d'Orient, créa son premier lazaret. Bien avant, dès 1348, les provéditeurs de la santé se chargeaient d'inspecter les bâtiments à leur arrivée au port, mais les mesures sanitaires étant très rudimentaires, consistaient notamment à proscrire la vente et à brûler les effets des morts ou même des gens atteints de la maladie, aussi le Bureau de Santé qui faisait les lois et les donnait à exécuter aux provéditeurs créèrent-ils un lazaret, asile dans lequel on isolait les pestiférés.

L'exemple donné, Gênes, dès 1467, crée aussi un lazaret. Marseille qui avait déjà des établissements d'isolement et quelques lois sanitaires dictées par le Conseil municipal et exécutées par le pouvoir de l'Intendance, se décide, en 1526 ou 1527, à faire construire son lazaret. Bientôt les règlements sanitaires appliqués dans cette ville sont en honneur dans toute la France, notamment sur les côtes de l'Océan. Remarquons cependant que sur l'Océan l'exécution en est moins sévère, et c'est ce qui permit plus tard l'arrivée des épidémies de choléra en France : à Paris par Saint-Nazaire et en Espagne en Catalogne.

Pendant près d'un siècle aucune mesure sanctionnée par le pouvoir central n'est encore prise. Louis XIV, le premier, le 15 août 1653, fait un règlement qui étend à toute la France les mesures sanitaires prises à Marseille.

Nous allons dire en quelques lignes quelles étaient les anciennes quarantaines et les mesures destinées à arrêter le épidémies :

En 1510, le 16 novembre, un décret ordonne « de « mettre à l'une des fenêtres ou autre lieux plus apparents une botte de paille et de l'y laisser encore pendant deux mois après que la maladie aura cessé ».

Le 14 avril 1519, pendant la peste à Paris, « interdiction de la représentation des *Mystères de Notre Seigneur* ».

Le 26 août 1531. Ordonnance du Parlement. « Les « maisons infectées auront aux fenêtres, à la principale entrée, une croix en bois blanc. Toute personne « qui aura été malade, ou tout habitant de sa maison, « circulera en ville avec un bâton de couleur blanche. « Interdiction aux manants de séjourner dans les « églises. »

Dès 1631, les mesures sanitaires deviennent plus rigoureuses.

Un arrêt du Parlement enjoint aux médecins de déclarer les cas de peste.

Le 9 juillet 1668, un autre arrêt ordonne séquestration des gens qui ont été en relation avec les personnes accusées d'avoir apporté la peste. On commence les quarantaines des villes entières et de certaines maisons dans ces villes.

Les cordons sanitaires deviennent d'une sévérité atroce. En Franche-Comté notamment, il est dit que « en cas que ceux qui sont bloqués veuillent sortir par « force, le commandant les menacera de les passer au « fil de l'épée : s'ils s'échappent on les ramènera au lieu « dont ils se sont échappés et on leur cassera la tête « en présence de leurs compatriotes pour servir d'ex- « emple. »

Ces mesures barbares ne s'appliquaient d'ailleurs pas seulement à la peste. Nous citons ci-dessous un fait qui montre l'énergie des mesures pophylactiques que l'on prenait vis-à-vis de la rage par exemple.

Cejourd'hui, 15 du mois d'avril 1700, sur l'heure de 6 heures après mydi, le nommé Gabriel Dubost, agé de 24 ou 25 ans, natif de la paroisse de Valsonne, demeurant actuellement valet dans la maison et blancherie de la Rippe, à Chervinge, a été enseveli et enterré dans le cimetière de la paroisse du dit Chervinge, en présence de Jean-Claude Dubost, tisseran et Jean Dubost, cordonnier, ses frères, de la paroisse de Valsonne, François et Pierre, Tonnelier, Etienne Bonafay et Sébastien Moloyas, le grand Jean Ferni, tous laboureurs rendans a Chervinge, tesmoins qui n'ont signé pour ne scavoir écrire, de ce enquis. Le sus-nommé Gabriel Dubost fust mordu par un loup enragé, à deux heures après minuit, dans le pré de la Blancherie avec deux ou trois valets, la nuit du 24 de mars dernier. Le 13 de ce mois, saint jour de Pâques, il vint recevoir le saint sacrement de l'Eucharistie dans la même paroissiale à Chervinge ; le 12 j'ai reçu sa confession et ce jourd'hui il est mort du coup de fusil que lui a été donné comme enragé par le sus dit Jean Ferni, son maistre. En foi de quoiy, j'ai signé.

Dubois, curé,
24 mars ou 13 avril!![1]

Au XVIIIe siècle, les mesures sont plus inhumaines encore, la peur est tellement grande que l'on n'approche pas les malades et qu'aucun soin utile ne leur est prodigué. Tout le monde connaît le costume des médecins à Marseille en 1720 pour approcher les malades. En 1784 dans la même ville les isolés du lazaret ne doivent pas dépasser l'enclos Saint-Roch pour se faire voir au médecin ; plus tard, on administra les secours par les fenêtres, on jette les bistouris aux malades pour qu'ils crèvent eux-mêmes leurs bubons.

Outre ces mesures, on brûlait les gens et même les villages. En un mot, c'était le régime de la Terreur.

Dans les ports, les quarantaines étaient d'une durée excessive ; on a cité des quarantaines de deux mois ; de plus, les bâtiments étaient gardés sans même qu'aucun cas de maladie ne se soit déclaré ; il suffisait qu'il vienne d'un pays contaminé. Chaque port avait ses mesures sanitaires ; elles étaient variables et au gré de

[1] Ce passage et quelques autres nous ont été communiqués par le professeur Florence, qui les a extraits de son ouvrage en préparation : l'*Histoire des sciences médicales à Lyon*.

l'administration, sans le contrôle du pouvoir central, de sorte que les navires de commerce ne savaient jamais la date de leur arrivée.

Jusqu'au jour où la navigation à vapeur parut, les plaintes des marins étaient rares, car ils profitaient des quarantaines pour se reposer et les capitaines faisaient de nouvelles provisions pour l'équipage ; mais, au XIXe siècle, on attaque les quarantaines ; elles deviennent trop préjudiciables au commerce et, au lieu de contenter les capitaines et marins, elles les gênent. C'est alors que s'établit la contrebande. Nous n'en citerons qu'un seul cas rapporté par Chervin en 1829. A Cadix, un négociant offre à ses amis des cigares que lui apporte, de la Havane, un bateau soumis le matin même à une quarantaine des plus rigoureuses.

Les plaintes contre ces mesures rigoureuses, la diversité de ces mesures, la lutte des contagionnistes et anticontagionnistes décide la France à créer des médecins sanitaires (1846) en Orient, chargés d'étudier et de donner les renseignements sur les mesures hygiéniques et sanitaires de ces pays. Ce sont toutes ces causes et la demande de quelques médecins qui donnent naissance à la Conférence de Paris.

En France, la lutte fut chaude. Chervin, anticontagionniste fervent, déposa plusieurs rapports. Dans l'un d'eux, il est dit : « Les établissements sanitaires dont « le gouvernement avait ordonné la formation dans la « vue de mettre la France à l'abri du terrible fléau, « sont non seulement *inutiles*, mais encore dangereux, « en ce qu'ils tendent à consacrer une erreur funeste à « la société. » La Commission du budget « reconnaît en

« principe que les lazarets dans les ports de l'Océan « sont tout à fait inutiles et que, par conséquent, les « sommes très considérables qu'on avait déjà employées « à leur fondation et qu'on demandait encore pour les « achever avaient été et seraient dépensées en pure « perte (*Moniteur* du 19 juin 1828) ». Aussi, la Cham- « bre réduit de 116.000 francs l'allocation demandée et n'ordonne de finir que les « bâtiments très avancés ». Le 11 juillet 1828, la Chambre adopte ces mesures.

Devant les satisfactions données aux anticontagionnistes, les contagionnistes font une enquête et leurs *rapports* amènent d'abord la création de médecins sanitaires en Orient, puis l'ouverture des négociations pour la Conférence de Venise.

Nous donnerons en passant quelques aperçus de ces rapports publiés par le Dr Prus, en 1846, dans son livre *Rapport à l'Académie royale de médecine sur la peste et les quarantaines* et quelles y étaient les mesures en vigueur.

20 janvier 1835. — M. de Lesseps, gérant du Consulat de France à Alexandrie, chargé de la Commission consulaire de santé, ordonne de parfumer et exposer ensuite sur les terrasses ou dans les cours les effets existant dans les maisons de chaque habitant ;

Enlever les ordures ;

Blanchir les maisons ;

Transporter au lazaret les familles suspectes ;

Mettre en quarantaine les maisons infectées et isoler les établissements publics.

Le Dr Perron, 1841, directeur de l'Ecole de médecine du Caire, regrette ces quarantaines de maisons isolées ;

il demande qu'elles soient limitées, car « la prudence « sage et calme indique d'après les résultats de l'expé- « rience » que la limite maxima ne doit pas excéder huit jours en général. Il insiste encore sur ce fait qu'il ne faut pas de mesures restrictives quand il n'y a nulle part de cas de peste, c'est une « anomalie nuisible au commerce et à l'industrie. »

Cette opinion est partagée par le Dr Guani, 1845 ; il est comme Perron ennemi des longues quarantaines. ce qu'il faut, c'est veiller à l'organisation et au bon fonctionnement des lazarets, y avoir des infirmiers éclairés, consciencieux, ne cédant pas aux instances des contrebandiers ; ainsi constitués, il suffirait d'y adopter un code général que toutes les puissances européennes mettraient à exécution, les navires ne choisiront plus tel ou tel port pour leurs quarantaines et le résultat serait un progrès considérable pour le commerce et l'industrie.

Avant de citer les résultats qu'ont donnés les mesures sanitaires en Orient, nous dirons quelques mots de la quarantaine de Jaffa, rapportée par le Dr Lesperanza. Après avoir délivré la Bulgarie de la peste, en 1841, Lesperanza appelé à Constantinople en 1845, rétablit le lazaret et constitue ainsi la quarantaine de la ville.

Il crée un personnel choisi, établit des gardes de santé à la porte de la ville, chargés de surveiller l'entrée des voyageurs et de les examiner, fait construire des canaux emmenant l'eau des marais à la mer ; nettoyer les égouts et ordonne d'inhumer les morts dans des cimetières éloignés de la ville. On isole au lazaret les nouveaux contaminés, les provenances brutes ou suspectes y sont en observation, on les désinfecte ainsi que les bâtiments.

On peut voir que déjà les mesures sanitaires sont moins restrictives et plus accommodées aux idées du jour; les résultats en sont bons, en voici quelques exemples :

Communication de M. Lachèze à l'Académie royale de médecine, 28 décembre 1844. M. Lachèze rapporte le récit du capitaine Varin, le 15 mai 1835: « 515 individus renfermés dans une enceinte déterminée subirent une quarantaine. Je donnais les ordres les « plus sévères. Non seulement j'ai conservé les « cinq cent quinze personnes, mais je dois dire, que « pendant les quatre mois de quarantaine je n'ai eu « aucune maladie grave. »

Le général Maillaud arrête quatre épidémies de peste à Malte, en isolant les pestiférés un à un (26 février 1845, séance à l'Académie).

En 1838, le sultan Mahmoud fait organiser des lazarets pour préserver les habitants de la peste. Constantinople, Erzeroum, Trebizonde sont soumis aux règles sanitaires, la peste ne se montra plus jusqu'en 1846.

Le Dr Mapurgo cite le cas d'une épidémie à Smyrne et raconte qu'une caserne située dans un quartier très insalubre, près de l'abouchement des égouts, est épargnée par isolement.

Après avoir pris connaissance des rapports, le Gouvernement français comprit les avantages de quarantaines bien établies; mais il se rendit compte des inconvénients des mesures sanitaires variant d'un pays à l'autre et surtout des mesures restrictives; aussi une entente se fit avec les puissances et la conférence de Paris se réunit.

Cette conférence n'eut pas de résultats, d'abord seuls la Sardaigne et le Portugal donnent leurs signatures aux vœux exprimés; cependant on peut dire qu'elle fut la base du système sanitaire jusqu'en 1876. L'œuvre finale qui en résulte porte l'empreinte d'un vif désir de conciliation ; elle fait disparaître plusieurs opinions erronées sur les conditions sanitaires de l'Orient et tend à diminuer les mesures quarantenaires trop excessives prises dans la Méditerranée surtout. Le plus grand progrès consiste en ce que chaque pays ne prend plus de mesures sanitaires pour lui seul sans s'occuper des pays voisins ; les mesures seront prises dans l'intérêt de toutes les puissances. C'est, en somme, la création de l'hygiène internationale. Cette conférence, comme nous venons de le dire, n'eut pas de résultat, seuls le Portugal et la Sardaigne la signent ; l'insuccès est dû à ce que le règlement assujetissait les autres Etats à un système administratif uniforme contrariant les habitudes propres à chaque pays.

En 1859 eut lieu une conférence entre les diplomates pour faire aboutir les desiderata de la Conférence de 1852. Malheureusement, la guerre d'Italie interrompit les relations et les puissances se séparèrent cette fois encore sans résultat.

Cinq ans après, en 1865, l'épidémie de choléra importée par le pèlerinage de La Mecque, crée la conférence de Constantinople. Tous les Etats de l'Europe, la Perse et l'Egypte y sont représentés. Notons en passant que c'est encore le Gouvernement français qui en prend l'initiative pour protéger le Midi qui souffrait du choléra. C'est à cette conférence que prennent naissance les quarantaines. On supprime les quarantaines réglementées par des lois spéciales, comme à Marseille, Gênes et Venise et on leur donne comme base des lois uniques pour tous les pays.

Un point sur lequel insiste la conférence, c'est qu'au lieu d'attendre l'arrivée des bâtiments pour les mettre en quarantaine, mieux vaut les constituer près du mal ou de l'origine du mal; aussi demande-t-elle à ce que l'on précise les points de la mer Rouge où il faut installer des ports sanitaires. Cette conférence dura huit mois; elle ne fut pas approuvée par une convention diplomatique, mais eut un résultat pratique: c'est que tous les Etats qui y étaient représentés, et en plus la Turquie dans la Méditerranée et la mer Rouge et l'Angleterre dans l'Inde, exécutent en grande partie les mesures sanitaires qui y furent votées. L'Angleterre chez elle prend les mêmes mesures contre le choléra (*Gazette London*, 1866).

La Conférence de Vienne, réunie en 1874, expose deux projets, l'un relatif aux mesures prophylactiques contre le choléra et la création d'une Commission permanente des épidémies.

Nous ne citerons que pour mémoire la conférence de Washington 1881 contre la fièvre jaune; les résolutions de la conférence devaient être consacrées par une convention internationale, mais l'entente ne s'établit pas.

La conférence de Rome, en 1885, n'eut pas plus de succès et la tentative que fit l'Italie en 1890 (12 août) pour ouvrir une conférence ne trouva qu'un seul pays acceptant la proposition : ce fut la France.

Nous avons vu que ces six conférences n'eurent que de faibles résultats et ne furent sanctionnées par aucune convention diplomatique ; malgré cela, elles aboutirent à la disparition des mesures excessives, absurdes et même barbares usitées jusqu'alors. Il faut arriver à 1892 pour voir les représentants des gouvernements amener les plénipotentiaires à signer une convention.

La conférence de Venise, en 1892, eut pour but la surveillance du canal de Suez. A Rome, il était interdit de s'occuper des questions sanitaires touchant l'Egypte, cependant, comme le disait Fauvel, il fallait « empêcher les communications directes des navires « provenant des régions contaminées de l'Inde et de « l'Extrême-Orient avec l'Egypte, la Méditerranée et « l'Europe ». Telle fut la première question à examiner. Proust prend alors à sa charge les entrevues avec les puissances et prépare ainsi la conférence.

Notons, en passant, le récit de quelques incidents survenus dans le canal de Suez et l'on verra que les mesures sanitaires y étaient très mal exécutées et la surveillance très mal exercée : le 18 juillet 1883, le *Govino*, arrivant de Bombay, arrive en rade de Suez ; l'agent sanitaire s'en allait après avoir donné libre pratique au bâtiment, quand il apprend qu'il y avait à bord un individu mort depuis deux heures, le capitaine lui-même avait dissimulé le fait.

En 1891, une barque-citerne s'approche du *Sahel* pour y apporter de l'eau, les pèlerins descendent dans la barque, ce qui n'empêche pas ce même bateau-citerne d'aller aussitôt après porter de l'eau aux navires non en quarantaine.

Proust cite le cas d'un médecin qui aurait reçu 4500 francs pour laisser partir des pèlerins avant l'expiration de leur quarantaine.

Devant de pareils faits, le point fondamental consistait à établir une étroite surveillance à l'entrée du canal.

La conférence établit les classes suivantes pour les navires et les soumet à des mesures particulières : au navire déclaré indemne ou qui n'a pas eu de malade est délivré le passage libre sans quarantaine d'observation ; les navires suspects font une quarantaine d'observation ; les navires infectés sont mis en quarantaine. Où auront lieu ces quarantaines ? D'après les études de Proust, il faut créer un hôpital et un établissement avec étuves à désinfection et tout le confortable nécessaire aux Sources de Moïse, c'est-à-dire non loin de la route des caravanes et dans la baie de Suez, de façon que, pas plus par terre que par mer, les voyageurs ne puissent passer sans la visite des médecins sanitaires.

Pour la première fois, les puissances arrivent à une convention signée par les autorités des différents pays.

La conférence de Dresde (mars 1893) ne fait qu'appliquer à l'Europe le principe accepté à Venise.

Voici, d'après Proust, les deux idées qui se dégagent de son programme :

« Quel est le devoir d'un Gouvernement quand des « cas de choléra sont signalés sur son territoire ?

« Comment doit-il se protéger quand le choléra « sévit dans un pays voisin ?

Il faut donc la déclaration obligatoire des maladies contagieuses dans le pays et aux voisins : cette proposition est idéale, mais jamais un pays n'avertira le voisin, ce serait un obstacle à la navigation et au commerce ; on fera connaître le mal tout au plus au pays contaminé.

Pour se protéger contre l'épidémie, il faut prescrire la surveillance et l'observation. Cette surveillance ne consistera pas en une quarantaine ni en un isolement obligatoire ; les passagers arrivés d'un pays contaminé depuis moins de cinq à sept jours subiront la visite médicale après cette visite ; ils pourront repartir en observation et, à leur arrivée, subiront simplement une visite médicale par les médecins sanitaires de la ville où ils débarqueront.

Le résultat de cette conférence est donc d'adoucir encore les mesures sanitaires.

A la conférence de Dresde (séance du 10 avril), M. Barrère donne lecture d'un vœu de Proust et annonce que le Gouvernement français se propose de prendre l'initiative d'une conférence à Paris. Les délégués en prennent note, c'est l'origine de la conférence de 1894 réunie à Paris, le 7 février, sous la présidence de Casimir Périer président du Conseil.

Le but de cette conférence est d'empêcher d'abord l'entrée du choléra à La Mecque et, par cela même, d'établir une surveillance stricte sur le golfe Persique pour les navires venant d'une région contaminée de l'Inde.

Turkan Bey représentant du Sultan s'exprime ainsi :

« Plus les communications deviennent fréquentes et

« rapides, plus aussi la nécessité de perfectionner les « mesures sanitaires devient pressante et impérieuse. « C'est en raison de cet état de choses que Sa Majesté « le Sultan a prescrit d'urgence l'application d'un « ensemble de mesures complémentaires. — Les « mesures à prendre doivent être celles qui doivent « spécialement appeler l'attention de la conférence. »

Le Dr Pagiani rappelle que souvent le Conseil supérieur de la santé de Constantinople « manque d'un « véritable caractère international et que les intérêts « généraux ne peuvent toujours y prévaloir contre les « intérêts locaux. » Aussi, faut-il « constituer une auto- « rité spéciale pour les questions sanitaires relatives, « soit à la mer Rouge, soit au golfe Persique avec un « caractère tout à fait international et autonome », qui se guiderait sur les principes scientifiques admis par les Puissances dans ces conférences.

Quelles sont les mesures sanitaires à prendre : d'abord, une visite médicale obligatoire par un médecin autre que celui des pèlerins et délégué par l'autorité publique. La désinfection des hardes et objets suspects, la désignation de ces objets. L'interdiction de l'embarquement pour les passagers contaminés ou atteints de diarrhée suspecte.

Pour se prémunir un peu, ne laisser partir que les pèlerins qui justifieront d'une somme d'argent suffisante pour effectuer le pèlerinage ; la Hollande donne l'exemple et exige une somme de 110 florins. Cette condition est admise seule, le Gouvernement des Indes Anglaises s'oppose à ce que tous les pèlerins soient obligés de payer ; la Sublime Porte accepte les conditions. Il y a lieu de s'étonner de cette résistance de l'Inde anglaise, car on ne discute pas une question religieuse, mais une question sanitaire concernant toutes les populations. La France, représentée par M. Hanotaux, est d'avis de réglementer ainsi les départs, « les pèlerins sont avertis, dit-il, ils sauront ramasser l'argent nécessaire, soit par leur travail, soit par les aumônes. » On défendra donc de charger les navires comme à Bombay, avec des pèlerins pauvres.

Voici en quelques mots quels sont les mesures à prendre avant le départ, pendant la traversée et à l'arrivée.

Avant le départ : observation des pèlerins pendant cinq jours, mettre le navire en état de propreté parfaite et, au besoin le désinfecter. S'assurer qu'il n'y a rien à bord susceptible de devenir nuisible à la santé et à la sécurité des passagers ; que l'eau y est potable et que les vivres y sont en suffisante quantité ; que le navire comprend dans son installation un appareil à distillation et une étuve à désinfection ; enfin qu'il y a un médecin et des médicaments.

Pendant la traversée : le médecin diplômé et commissionné par le Gouvernement du pays auquel il appartient, doit tenir un journal de bord où chaque jour il note la santé des passagers ; veiller à l'application des règles de l'hygiène.

A l'arrivée, les navires indemnes pourront débarquer immédiatement leurs passagers : les navires suspects seront désinfectés et après quarante-huit heures, s'il n'y a aucun cas de maladie, le débarquement pourra se faire. Les navires infectés seront envoyés au lazaret de Camaran où ils subiront une quarantaine.

Quant au retour des pèlerins, il faudra les surveiller surtout avant leur entrée dans la Méditerranée, on s'appliquera à mettre simplement en vigueur les mesures prises pour la traversée du canal de Suez.

Telle est en quelques mots l'histoire des quarantaines et des mesures sanitaires prises jusqu'au règlement de 1896. Nous allons maintenant étudier celui-ci surtout au point de vue des quarantaines établies à l'entrée de nos ports Français.

CHAPITRE II

RÉGLEMENTATION SANITAIRE MARITIME ACTUELLE RÈGLEMENT DE 1896

Nous sommes actuellement régis, en France, en ce qui concerne nos rapports avec l'étranger, par le règlement sanitaire maritime du 4 janvier 1896.

Ce règlement a pour but principal de protéger la France contre les épidémies de peste, choléra, fièvre jaune qui pourraient, venant de l'étranger, se répandre en France.

Nous étudierons rapidement dans ses grandes lignes, ce règlement, en insistant surtout sur les *quarantaines* imposées dans certains cas aux passagers venant des pays contaminés.

TITRE II

Patente de santé.

La patente de santé est le passeport sanitaire du navire, consistant en un certificat délivré à un bâtiment au moment de son départ, par l'autorité compétente, indiquant l'état sanitaire du port de départ, de l'équipage et des passagers. Cette patente n'est pas exigible des navires de toute provenance. Avec la rapidité actuelle des communications, un point contaminé est vite signalé de tous les côtés. Aussi le règlement de 1896, se basant sur la conférence de Dresde (1893), a décidé de n'exiger de patente de santé que des régions extra-européennes, de quelques régions européennes, foyers de maladies à l'état endémique et des régions contaminées.

Art. 5. — La patente de santé est *nette* ou *brute*. Elle est nette quand elle constate l'absence de toute maladie pestilentielle dans la ou les circonscriptions d'où vient le navire ; elle est brute quand la présence d'une maladie de cette nature est signalée.

Art. 11. — La présentation d'une patente de santé, à l'arrivée dans un port de France ou d'Algérie, est en tout temps obligatoire pour les navires provenant : 1° des pays situés hors d'Europe, l'Algérie et la Tunisie exceptées ; 2° du littoral de la mer Noire et des côtes de la Turquie d'Europe sur l'archipel et la mer de Marmara.

Art. 12. — Pour les régions autres que celles désignées à l'article 11, la présentation d'une patente de santé est obligatoire pour les navires provenant d'une circonscription contaminée par une maladie pestilentielle.

Titre III

Médecins sanitaires maritimes.

Ces médecins ont pour but de surveiller et de diriger les mesures hygiéniques que l'on doit prendre dans les navires ; de plus, ils fournissent à l'arrivée dans les ports des rapports sur l'état sanitaire du port.

Titre IV

Mesures sanitaires au port de départ.

Titre V

Mesures sanitaires pendant la traversée.

Titre VI

Mesures sanitaires dans les ports d'escale contaminés.

Titre VII

Mesures sanitaires à l'arrivée.

Art. 48. — Tout navire qui arrive dans un port de France et d'Algérie doit, avant toute communication, être *reconnu* par l'autorité sanitaire.

Cette opération obligatoire a pour objet de constater la provenance du navire et les conditions sanitaires dans lesquelles il se présente.

Elle consiste en un interrogatoire dont la formule est arrêtée par le Ministre de l'intérieur après avis du Comité de direction des services de l'hygiène, et dans la présentation, s'il y a lieu, d'une patente de santé.

Réduite a un examen sommaire pour les navires notoirement exempts de suspicion, elle constitue la *reconnaissance proprement dite;* dans les cas qui exigent un examen plus approfondi, elle prend le nom d'*arraisonnement.*

L'arraisonnement peut avoir pour conséquence, lorsque l'autorité sanitaire le juge nécessaire, l'inspection sanitaire, comprenant, s'il y a lieu, la *visite médicale* des passagers et de l'équipage.

Art. 51. — Les bateaux de la douane, les bateaux des ponts et chaussées...... et en général tous ceux qui s'écartent peu du rivage et qui peuvent être reconnus au simple examen sont, à moins de circonstance exceptionnelle dont l'autorité sanitaire est juge, dispensés de la reconnaissance.

Art. 54. — Les navires dispensés de produire une patente de santé ou munis d'une patente de santé *nette* sont admis immédiatement à la libre pratique, après la reconnaissance ou l'arraisonnement, sauf dans les cas mentionnés ci-après :

a) Lorsque le navire a eu à bord, pendant la traversée, des accidents certains ou suspects de choléra, de fièvre jaune ou de peste, ou d'une maladie grave, transmissible et importable ;

b) Lorsque le navire a eu en mer des communications de nature suspecte;

c) Lorsqu'il présente, à l'arrivée, des conditions hygiéniques dangereuses;

d) Lorsque l'autorité sanitaire a des motifs légitimes de contester la sincérité de la teneur de la patente de santé;

e) Lorsque le navire provient d'un port qui entretient des relations libres avec une circonscription voisine contaminée;

f) Lorsque le navire, provenant d'une circonscription où régnait peu auparavant une maladie pestilentielle, a quitté cette circonscription avant qu'elle ait cessé d'être considérée comme contaminée.

Dans ces différents cas, le navire, bien que muni d'une patente nette, peut être assujetti aux mêmes mesures que s'il avait une patente brute.

Art. 55. — Tout navire arrivant avec patente brute est soumis au régime sanitaire déterminé ci-après.

Ce régime diffère suivant que le navire est *indemne*, *suspect* ou *infect*.

Art. 56. — Est considéré comme *indemne*, bien que venant d'une circonscription contaminée, le navire qui n'a eu ni décès, ni cas de maladie pestilentielle à bord, soit avant le départ, soit pendant la traversée, soit au moment de l'arrivée.

Est considéré comme *suspect* le navire à bord duquel il y a eu un ou plusieurs cas confirmés ou suspects au moment du départ ou pendant la traversée, mais aucun cas nouveau de choléra depuis *sept* jours, de fièvre jaune ou de peste depuis *neuf* jours.

Est considéré comme *infecté* le navire qui présente à bord un ou plusieurs cas, confirmés ou suspects, d'une maladie pestilentielle ou qui en a présenté pour le choléra depuis moins de sept jours, pour la fièvre jaune ou la peste depuis moins de neuf jours.

Art. 57. — Le navire *indemne* est soumis au régime suivant :

1° Visite médicale des passagers et de l'équipage ;

2° Désinfection du linge sale, des effets à usage, des objets de literie, ainsi que tous autres objets ou bagages que l'autorité sanitaire du port considère comme contaminés.

Si le navire a quitté la circonscription contaminée depuis plus de cinq jours en cas de choléra, depuis plus de sept jours en cas de fièvre jaune et de peste, les mesures ci-dessus sont immédiatement prises et le navire est admis à la libre pratique.

Si le navire a quitté depuis moins de cinq jours une circonscription contaminée de choléra, il est délivré à chaque passager un passeport sanitaire indiquant *la date du jour où le navire a quitté le port contaminé*, le nom du passager et celui de la commune dans laquelle il déclare se rendre.

L'autorité sanitaire donne en même temps avis du départ du passager au maire de cette commune et appelle son attention sur la nécessité de surveiller ledit passager au point de vue sanitaire jusqu'à l'expiration des cinq jours à dater du départ du navire *(surveillance sanitaire)*.

L'équipage est soumis à la même surveillance sanitaire.

Si la circonscription quittée par le navire depuis moins de sept jours était contaminée de fièvre jaune ou de peste, les mêmes précautions sont prises, sauf les modifications suivantes :

1° Le délai de surveillance est porté à sept jours ;

2° Le déchargement des marchandises n'est commencé qu'après le débarquement de tous les passagers ;

3° L'autorité sanitaire peut ordonner la désinfection de tout ou partie du navire : mais cette désinfection n'est faite qu'après le débarquement des passagers.

Dans tous les cas, l'eau potable du bord est renouvelée et les eaux de cale sont évacuées après désinfection.

Art. 58. — Le navire suspect est soumis au régime suivant :

1° Visite médicale des passagers et de l'équipage ;

2° Désinfection du linge sale, des effets à usage, des objets de literie, ainsi que de tous les objets ou bagages que l'autoritésanitaire du port considère comme contaminés.

Les passagers sont débarqués aussitôt après l'accomplissement de ces opérations. Il est délivré à chacun d'eux un passeport sanitaire indiquant la date de l'*arrivée du navire*, le nom du passager et de la commune dans laquelle il déclare se rendre. L'autorité sanitaire donne en même temps avis du départ du passager au maire de cette commune et appelle son attention sur la nécessité de surveiller au point de vue sanitaire ledit passager jusqu'à l'expiration de cinq jours à partir de l'arrivée du navire.

L'équipage est soumis à la même surveillance sanitaire.

L'eau potable du bord est renouvelée et les eaux de cale sont évacuées après désinfection.

Si la maladie qui s'est manifestée à bord est le choléra et si la désinfection du navire ou de la partie du navire contaminée n'a pas été faite conformément aux prescriptions du titre V, ou si l'autorité sanitaire juge que la désinfection n'a pas été suffisante, il est procédé à cette opération aussitôt après le débarquement de tous les passagers.

Si la maladie qui s'est manifestée à bord est la fièvre jaune ou la peste, le déchargement des marchandises n'est commencé qu'après le débarquement de tous les passagers ; la désinfection du navire est obligatoire et n'a lieu qu'après le débarquement des passagers et le déchargement des marchandises.

Art. 59. — Le navire infecté est soumis au régime suivant :

1° Les malades sont immédiatement débarqués et isolés jusqu'à leur guérison ;

2° Les autres personnes sont ensuite débarquées aussi rapidement que possible et soumises à une *observation* dont la durée varie selon l'état sanitaire du navire et selon la date du dernier cas. La durée de cette observation ne pourra dépasser *cinq* jours pour le choléra et *sept* jours pour la fièvre jaune et la peste après le débarquement, ou après le dernier cas survenu parmi les personnes débarquées : celles-ci sont divisées par groupes aussi peu nombreux que possible, de façon que si des accidents se montraient dans un groupe, la durée de l'isolement ne fût pas augmentée pour tous les passagers ;

3° Le linge sale, les effets à usage, les objets de literie, ainsi que tous les autres objets ou bagages que l'autorité sanitaire du port considère comme contaminés sont désinfectés ;

4° L'eau potable du bord est renouvelée. Les eaux de cale sont évacuées après désinfection ;

5° Il est procédé à la désinfection du navire ou à la partie du navire contaminé après le débarquement des passagers et, s'il y a lieu, le déchargement des marchandises.

Si la maladie qui s'est manifestée à bord est la fièvre jaune ou la peste, le déchargement des marchandises n'est commencé qu'après le débarquement de tous les passagers et la désinfection du navire n'est opérée qu'après le déchargement.

Titre VIII

Marchandises ; Importation ; Transit ; Prohibition ; Désinfection.

Art. 73. — Les marchandises débarquées de navires de patente brute peuvent être considérées comme contaminées et, à ce titre, l'autorité sanitaire peut en prescrire la désinfection soit au lazaret, soit sur des allèges.

Titre IX

Stations sanitaires et lazarets.

Art. 77. — Le service sanitaire comprend des *stations sanitaires* et des *lazarets* répartis dans les ports, après avis du Comité de direction des services de l'hygiène, suivant décision soit du ministère de l'intérieur, soit du gouvernement général de l'Algérie.

Art. 79. — Le lazaret est un établissement permanent disposé de manière à permettre l'application de toutes les mesures commandées par le débarquement et l'isolement des passagers, la désinfection des marchandises et celle du navire.

Art. 84. — Le lazaret est pourvu :

1) D'eau saine à l'abri de toute souillure, en quantité suffisante :

2) D'un système d'évacuation sans stagnation possible des matières usées.

Si tel système est impraticable, les évacuations sont faites au moyen de tinettes mobiles placées dans une fosse étanche. Ces tinettes renferment en tout temps une substance désinfectante. Elles sont vidées au loin, le plus souvent possible et, en tout cas, après l'expiration de chaque période d'isolement.

Nous venons d'exposer les principaux articles du règlement du 4 janvier 1896. En résumé, nous pouvons dire que deux mesures sont prises vis-à-vis des passagers ou équipages ; *passeport sanitaire* ou *quarantaine ;* vis-à-vis du bâtiment : *désinfection* dans certains cas ; vis-à-vis des marchandises : *désinfection* si l'autorité sanitaire les juge contaminées.

CHAPITRE III

CRITIQUE DES QUARANTAINES

Nous allons, dans ce chapitre, exposer les critiques que l'on a faites aux règlements de police sanitaire sous lesquels nous vivons.

Malgré les mesures que l'on prend, malgré toutes les précautions souvent vexatoires que l'autorité sanitaire impose aux passagers, nous ne sommes pas à l'abri de la peste.

Cela est tellement vrai que, pendant les vacances de 1901, le *Sénégal* quittait les quais de la Joliette, portant 174 touristes, parmi lesquels un assez grand nombre de célébrités scientifiques. Le surlendemain du départ, un homme de l'équipage tombait malade; il avait la peste! La cale était pleine de cadavres de rats pesteux.

D'autres exemples montrent que, malgré les *quarantaines* (qu'elles soient ou non appliquées, ceci nous importe peu), une ville peut risquer d'être contagionnée par la peste. Nous laissons ici la parole au professeur Teissier : « Nous avons déjà dit qu'il était impossible « à un médecin sanitaire de s'opposer effectivement à « l'entrée d'un navire infecté par les rats pestiférés. Il « n'est souvent pas plus aisé d'arrêter un bateau réel- « lement contaminé quand les intérêts de l'armateur

« ou du capitaine poussent à cacher certains cas sus-
« pects. On sait l'histoire de ce navire étranger ayant
« pénétré à Marseille il y a deux ans (1901), alors
« qu'un des matelots atteint de peste figurait à la
« revue des hommes du bord, placé entre deux mate-
« lots bien portants qui le soutenaient. Le navire, à
« quai de la Joliette, débarque, pendant deux jours,
« des marchandises avec des rats, reçoit des visiteurs,
« et peut à son aise semer les dangers de la contagion.
« Au bout de deux jours, le capitaine, voyant son
« malade gravement atteint et redoutant son décès, se
« décide à le faire porter malade. Il fut reconnu atteint
« de peste et le navire, en conséquence, envoyé au
« Frioul, purger sa quarantaine réglementaire... Mais,
« la cargaison avait été déchargée, les intérêts maté-
« riels étaient saufs. Marseille, d'ailleurs, ignora le
« danger qu'elle avait couru. »

Nous pourrions multiplier ces faits qui ne sont que trop caractéristiques. Dans un cas, un navire part de Marseille *infesté* de rats pesteux. Dans le second, un pestiféré entre à Marseille sans aucun accroc.

A côté de ces faits qui dénotent une négligence vraiment invraisemblable ou un vice inhérent au système qui doit alors être absolument condamné, il y a d'autres faits qui sont absolument opposés et où on veut empêcher la peste d'entrer quand elle n'existe pas.

Tout le monde, surtout à Lyon, a présent à la mémoire les angoisses qu'éprouva le professeur Teissier arrivant à Marseille à bord de l'*Oroya* et ramenant son fils atteint d'une fièvre typhoïde contractée en Egypte.

Le paquebot anglais l'*Oroya* qui le ramenait était signalé à Naples comme paquebot contaminé, parce qu'il avait à son bord un pauvre Indien atteint d'une adénite inguinale qui s'était présentée aux autorités sanitaires italiennes sous l'aspect d'un bubon pesteux.

Le médecin du bord ne croyait pas à la peste, mais le médecin sanitaire italien en avait autrement jugé et ne voulait même pas accepter l'arbitrage de sommités médicales comme le Dr Sénateur de Renzi, que proposait le professeur Teissier.

Déclaré pestiféré, l'*Oroya* devait subir sa quarantaine, un vieux pilote qui était monté à bord pour conduire le navire dans le port et n'était resté en tout qu'une demi-heure aux côtés du capitaine, était obligé de se soumettre à la quarantaine avec tous les passagers.

Il fut d'ailleurs prouvé dans la suite que le malade était atteint d'adénite banale et pas du tout de peste bubonique.

Pendant que les passagers attendaient la libre pratique, des sacs de la poste venant de Sydney (circonscription contaminée), étaient descendus du bord sans désinfection préalable.

Nous pourrions multiplier les exemples que nous venons de citer, de nombreux cas analogues se sont maintes fois produits.

Si, maintenant, nous passons à la façon dont se fait la quarantaine dans les lazarets, nous verrons que ceux-ci sont souvent un mal plus grand que celui que l'on veut éviter.

Nous laissons un instant la parole au professeur Lortet, doyen de la Faculté de médecine de Lyon, qui, par suite des nombreux voyages qu'il a faits entre l'Egypte et Marseille, est particulièrement documenté pour parler des lazarets, et en particulier de celui du Frioul.

« Les lazarets de la Méditerranée orientale sont « horribles ; on est exposé à y mourir, non de la peste « et du choléra, mais bien de la misère physiologique « et morale. Celui de Marseille est un peu mieux, « quoique pauvre en installations convenables. On « peut y purger quarantaine, y guérir de la peste, « mais on est très exposé à y mourir d'ennui ou de « pneumonie. Au Frioul, les règlements sont mal « appliqués. Les agents y ont souvent des défaillances « regrettables. Je tiens à citer quelques faits typiques « dont j'ai été témoin. En 1902-1903, sur le *Portugal* « et le *Sénégal* des Messageries — pas de malades — « on réclame aux passagers une chemise de nuit, une « paire de chaussettes, un mouchoir de poche pour les « porter à l'étuve : mais on ne prend pas le linge de « l'équipage qui a vécu plusieurs semaines en pleine « promiscuité avec des centaines de Syriens qu'on a « fait débarquer, sans faire de désinfection. »

Les dires du professeur Lortet sont d'ailleurs confirmés par les rapports de M. Albert Josias à l'Académie de médecine qui constate avec lui que les locaux d'habitation manquent du confort que l'on est en droit d'attendre d'une installation sanitaire.

M. Albert Josias déclare, en effet, que les réformes à faire au lazaret se résument :

1° Amélioration des locaux d'habitation et, en particulier, installation d'un système de chauffage ;

2° Surveillance plus étroite dans l'alimentation fournie aux internés ;

Exiger de l'hôtelier des denrées saines et non avariées.

Si, maintenant, nous voulons étudier un peu attentivement les faits que nous venons d'exposer, nous en arrivons à conclure que les *quarantaines*, telles qu'elles sont appliquées, ne peuvent suffire à nous préserver contre les épidémies qui pourraient nous venir de l'étranger.

Ceci ressort des faits que nous avons signalés, mais même les mesures quarantenaires seraient-elles appliquées, telles qu'elles sont prévues par le règlement du 4 janvier 1896, qu'elles ne sauraient arrêter une épidémie.

Nous avons vu, en effet, que d'après l'article 73 du règlement de 1896, les marchandises provenant d'un navire en *patente brute pouvaient être considérées comme contaminées* et, à ce titre, *désinfectées si l'autorité sanitaire le jugeait nécessaire.*

Quand il s'agit d'un navire *infecté*, le règlement de 1896 dit à l'article 59 que les marchandises seront déchargées et ensuite le bâtiment désinfecté s'il s'agit de la peste.

On ne saurait concevoir un non-sens plus absolu que celui qui, dans ce cas, consiste à pouvoir *facultativement* désinfecter les marchandises d'un navire suspect ou même infecté de rats pesteux.

A quoi bon débarquer les passagers, les isoler,

quand les marchandises pourront être déchargées sans désinfection. Celles-ci cependant, véritables nids à rats, quand ce sont des balles de coton par exemple, pourront répandre la peste dans le port.

On moleste les passagers, mais on respecte les droits de l'armateur ou du capitaine qui sont intéressés à ce que les marchandises soient le plus rapidement possible enlevées du navire et lancées sur le marché.

Outre le contre-sens absolument incroyable, il faut voir comment sont faites les désinfections des linges des passagers; nous extrayons un passage de la communication du professeur Tessier où on cite les paroles d'un des préposés à la désinfection qui avait demandé à chaque passager *une chemise*, *une paire de chaussettes* et *un mouchoir de poche* : « Ne donnez pas davantage, dit le préposé, à la désinfection, car l'étuve « est trop petite pour contenir tout le linge des passagers. »

Encore une mesure que l'on peut mettre en parallèle avec celle citée plus haut. Pendant que l'on désinfecte les quelques objets, tout le reste des bagages des passagers peut impunément être débarqué et servir de véhicule aux germes morbides, mais le règlement est sauf.

La plupart des mesures prises sont, d'ailleurs, aussi peu rationnelles que celle-ci ; nous avons vu plus haut que dans le cas que rapporte le professeur Lortet, on a désinfecté le linge (si on peut ainsi nommer une chemise, un mouchoir et une paire de chaussettes) des passagers ; quant à l'équipage, il jouissait, on ne sait pourquoi, de la libre pratique, sans que personne ait pu connaître la raison de cette faveur accordée au personnel d'une Compagnie maritime.

Que conclure de ce fait ?

A côté de ces faits que nous venons de signaler et qui se rapportent surtout à la peste, nous avons quelques faits à ajouter qui montrent que les quarantaines ne sont qu'un mauvais moyen d'arrêter les épidémies.

Prenons le choléra comme maladie dont on veut empêcher l'arrivée en France et supposons d'abord que nous avons affaire à un navire reconnu indemne. Tout le monde débarque, sans être retenu au lazaret.

Mais parmi les passagers et l'équipage s'il se trouve une personne en convalescence de choléra ou même une personne saine, l'une et l'autre peuvent évacuer des matières contenant du vibrion cholérique et seront libres de le disséminer de tous côtés.

A côté de cela, prenons un navire infecté, les passagers malades sont isolés : rien de mieux. Ceux qui ne le sont pas le sont également, mais sont relâchés après les cinq jours réglementaires. Est-ce une garantie qu'ils n'auront plus dans leurs selles les vibrions cholériques, soit que l'incubation ait été longue, soit qu'ils aient été affectés d'un cas ambulatoire qui ne s'est manifesté que par un peu de diarrhée. Enfin, lorsque les malades sont guéris, on ne les gardera pas au lazaret; ils seront libres de s'en aller et pourront (cela est absolument démontré) répandre de tous côtés des vibrions cholériques.

Alors pourquoi, puisque tous sont également dangereux, les avoir soumis à un régime différent? Pourquoi soler les uns, alors qu'ils ne sont pas plus dangereux que les autres?

Mystère des règlements qu'il faut au plus tôt réformer en se basant sur des données scientifiques.

CHAPITRE IV

MODIFICATIONS A APPORTER AU RÈGLEMENT DE 1896.

Le tout n'est pas de démolir, il faut reconstruire : nous avons démontré que les quarantaines étaient un système suranné, il faut maintenant que nous indiquions par quelles mesures elles peuvent et doivent être remplacées. Les mesures nouvelles devront évidemment présenter des garanties suffisantes sans avoir le caractère vexatoire des quarantaines.

Comme nous l'avons dit précédemment, les trois fléaux que nous avons à combattre et contre lesquels il faut prendre des mesures énergiques, sont la peste, le choléra, la fièvre jaune.

Nous allons esquisser les différentes mesures qui doivent remplacer les quarantaines, méthode aujourd'hui surannée et, pour ce faire, nous étudierons tout d'abord, dans un premier paragraphe, la peste et le choléra, réservant un paragraphe spécial pour la fièvre jaune.

La conférence sanitaire internationale de Paris de 1903 a étudié d'une façon approfondie les modifications à apporter au règlement de 1896. La plupart des règlements que cette Commission propose d'établir sont assez bons, mais dans la suite de cette étude on verra que nous faisons quelques réserves pour certaines mesures.

Et tout d'abord, il faut définir la situation sanitaire du navire. Nous prendrons comme base de cette définition l'article de la conférence de Paris qui s'y rapporte :

Art. 20. — *Classification des navires.* — Est considéré comme *infecté* le navire qui a de la peste ou du choléra à bord et qui a présenté un ou plusieurs cas de peste ou de choléra depuis sept jours.

Est considéré comme *suspect* le navire à bord duquel il y a eu des cas de peste ou de choléra au moment du départ ou pendant la traversée, mais aucun cas nouveau depuis sept jours.

Est considéré comme *indemne*, bien que venant d'un port contaminé, le navire qui n'a eu ni décès ni cas de peste ou de choléra à bord, soit avant le départ, soit pendant la traversée, soit au moment de l'arrivée.

I. — PESTE ET CHOLÉRA

Commençons tout d'abord par la peste. Quelques notions très rapides sur l'étiologie et le mode de transmission de ce redoutable fléau sont nécessaires pour pouvoir essayer une prophylaxie véritablement scientifique.

Il est absolument démontré aujourd'hui que ce sont les rats et les puces qui sont les véhicules de l'agent pathogène de la peste.

Maladie microbienne, due au bacille de Yersin, la peste peut dans certains cas, assez rares, se propager par les poussières de l'air qui infectent le sujet qui les respire. Ce mode est de beaucoup le plus rare ; généralement le microbe pathogène pénètre dans l'économie à la suite d'une piqûre de puce. Cet insecte s'est primitivement infecté sur un rat.

Les cas de transmission de peste d'homme à homme sont exceptionnels.

L'incubation de la peste qui, jusqu'à ces derniers temps, était considérée comme étant de neuf à dix jours, n'est plus aujourd'hui considérée comme n'étant que de *cinq* jours.

Maladie du rat, accidentellement communiquée à l'homme par des piqûres de puces, la peste devra, si on veut la supprimer, être combattue dans sa cause primordiale, dans le rat.

Voyons maintenant ce que propose la conférence de Paris comme mesures prophylactiques vis-à-vis de la peste, nous verrons plus loin ce qui se rapporte au choléra :

Art. 31. — Les navires *infectés de peste* sont soumis au régime suivant :

1° Visite médicale ;

2° Les malades sont immédiatement débarqués et isolés ;

3° Les autres personnes doivent être également débarquées si possible, et soumises à dater de l'arrivée, soit à une observation [1] qui ne dépassera pas cinq jours et pourra être suivie ou non d'une surveillance [2] de cinq jours au plus,

[1] Le mot « observation » signifie : isolement des voyageurs, soit à bord d'un navire, soit dans une station sanitaire, avant qu'ils n'obtiennent la libre pratique.

[2] Le mot « surveillance » signifie que les voyageurs ne sont

soit simplement à une surveillance qui ne pourra excéder dix jours.

Il appartient à l'autorité sanitaire du port, d'appliquer celle de ces mesures qui lui paraît préférable selon la date du dernier cas, l'état du navire et les possibilités locales ;

4° Le linge sale, les effets à usage et les objets de l'équipage [1] et des passagers, qui, de l'avis de l'autorité sanitaire, sont considérés comme contaminés seront désinfectés ;

5° Les parties du navire qui ont été habitées par des pesteux ou qui, de l'avis de l'autorité sanitaire, sont considérées comme contaminées, doivent être désinfectées ;

6° La destruction des rats du navire doit être effectuée avant ou après le déchargement de la cargaison, le plus rapidement possible et, en tout cas, dans un délai maximum de quarante-huit heures, en évitant de détériorer les marchandises, les tôles et les machines.

Pour les navires sur lest, cette opération doit se faire le plus tôt possible avant le chargement.

Cet article proposé par la conférence de Paris, présente évidemment, à côté de quelques bonnes choses, quelques points défectueux.

Nous n'avons rien à dire sur la visite médicale et l'isolement des malades, ces mesures sont tout ce qu'il y a de rationnel.

Nous n'en dirons pas autant de la quarantaine facul-

pas isolés, qu'ils obtiennent tout de suite la libre pratique, mais sont signalés à l'autorité dans les diverses localités où ils se rendent et soumis à un examen médical constatant leur état de santé.

[1] Le mot « équipage » s'applique aux personnes qui font ou ont fait partie de l'équipage ou du personnel de service du bord, y compris les maîtres d'hôtel, garçons, cafedji, etc.

tative, que, sous le nom d'*observation*, l'autorité sanitaire peut imposer aux passagers et membres de l'équipage non malades d'un navire suspect.

Il serait, croyons-nous (notre opinion est d'ailleurs conforme à celle d'un certain nombre de rapporteurs du Congrès de Bruxelles), beaucoup plus simple et au moins aussi efficace de soumettre ces *non-malades* à une simple *surveillance* de *cinq* jours s'ils veulent se soumettre à une injection préventive de sérum antipesteux. S'ils refusent cette injection, on peut les admettre au débarquement dans le port, mais avec l'engagement de rester pendant *dix* jours dans le port.

La mesure que nous préconisons pour ceux qui veulent bien se soumettre à l'injection préventive donne toute sécurité, puisqu'ils sont soumis à une surveillance de *cinq* jours, nombre de jours fixé comme incubation de la peste. Si, malgré l'injection de sérum, ils venaient à être atteints de peste, dans ces cinq jours, comme ils sont l'objet d'une surveillance, on le saurait immédiatement. on les isolerait et on prendrait les mesures nécessaires pour arrêter le fléau.

Quant à ceux qui ne veulent pas accepter l'inoculation préventive, en exigeant qu'ils restent dans le port pendant *dix* jours, on aura tout le temps, s'ils viennent à tomber malades, de les isoler et de prendre les mesures pour localiser l'épidémie.

Quant aux mesures vis-à-vis du navire, de sa cargaison et des bagages, nous croyons qu'elles méritent quelques réserves.

Etant donné que le navire est infecté et que les rats

qu'il contient peuvent être pesteux ou en incubation de peste, il faut de toute nécessité désinfecter le navire *tout entier*, *détruire les rats*, et cela *avant le* déchargement de la cargaison qui peut très bien contenir des rats qui, s'ils ne sont pas tués, pourraient-être déchargés avec les ballots et contaminer le port de débarquement.

Art. 22. — Les navires *suspects de peste* sont soumis aux mesures qui sont indiquées sous les numéros 1, 4 et 5 de l'article 21.

En outre, l'équipage et les passagers peuvent être soumis à une surveillance qui ne dépassera pas cinq jours, à dater de l'arrivée du navire. On peut, pendant le même temps, empêcher le débarquement de l'équipage, sauf pour raison de service.

Il est recommandé de détruire les rats des navires. Cette destruction est effectuée avant ou après le déchargement de la cargaison, le plus rapidement possible et, en tout cas, dans un délai maximum de quarante-huit heures, en évitant de détériorer les marchandises, les tôles et les machines.

Pour les navires sur lest, cette opération se fera, s'il y a lieu. le plus tôt possible et en tout cas, avant le chargement.

Nous adressons à cet article les mêmes critiques que celles adressées à l'article 20 et nous sommes d'avis que, sauf l'isolement des malades (puisqu'il n'y en a pas), tout doit se faire comme dans le cas précédent.

Art. 33. — Les navires *indemnes de peste* sont admis à la libre pratique immédiate quelle que soit la nature de leur patente.

Le seul régime que peut prescrire à leur sujet l'autorité du port d'arrivée consiste dans les mesures suivantes :

1° Visite médicale;

2° Désinfection du linge sale, des effets à usage et des autres objets de l'équipage et des passagers, mais seulement dans les cas exceptionnels, lorsque l'autorité sanitaire a des raisons spéciales de croire à leur contamination ;

3° Sans que la mesure puisse être érigée en règle générale, l'autorité sanitaire peut soumettre les navires venant d'un port contaminé à une opération destinée à détruire les rats à bord, avant ou après le déchargement de la cargaison. Cette opération doit être faite aussitôt que possible, et, en tout cas, ne doit pas durer plus de vingt-quatre heures, en évitant de détériorer les marchandises, les tôles et les machines, et d'entraver la circulation des passagers et de l'équipage entre le navire et la terre ferme.

Pour les navires sur lest, il sera procédé, s'il y a lieu, à cette opération, le plus tôt possible, et, en tout cas, avant le chargement.

Lorsqu'un navire venant d'un port contaminé a été soumis à la destruction des rats, celle-ci ne peut être renouvelée que si le navire a fait relâche dans un port contaminé en s'y amarrant à quai ou si la présence des rats morts ou malades est constatée à bord.

L'équipage et les passagers peuvent être soumis à une surveillance qui ne dépassera pas cinq jours, à compter de la date où le navire est parti du port contaminé. On peut également, pendant le même temps, empêcher le débarquement de l'équipage, sauf pour raison de service.

L'autorité compétente du port d'arrivée peut toujours réclamer sous serment un certificat du médecin du bord ou, à son défaut, du capitaine, attestant qu'il n'y a pas eu de cas de peste sur le navire depuis le départ et qu'une mortalité insolite des rats n'a pas été constatée.

Art. 24. — Lorsque sur un navire *indemne,* des rats ont été reconnus pesteux après examen bactériologique, ou bien que l'on constate parmi ces rongeurs une mortalité insolite, il y a lieu de faire application des mesures suivantes :

I. Navires avec rats pesteux.

a) Visite médicale ;

b) Les rats doivent être détruits, avant ou après le débarquement de la cargaison, le plus rapidement possible et, en tout cas, dans un délai maximum de quarante-huit heures, en évitant de détériorer les marchandises, les tôles et les machines. Les navires subissent cette opération le plus tôt possible et, en tout cas, avant le déchargement ;

c) Les parties du navire et les objets que l'autorité sanitaire locale juge contaminés sont désinfectés ;

d) Les passagers et l'équipage peuvent être soumis à une surveillance dont la durée ne doit pas dépasser cinq jours, comptés à partir de la date d'arrivée, sauf des cas exceptionnels où l'autorité sanitaire peut prolonger la surveillance jusqu'à un maximum de dix jours.

II. Navires où est constatée une mortalité insolite des rats :

a) Visite médicale ;

b) L'examen des rats au point de vue de la peste sera fait autant et aussi vite que possible ;

c) Si la destruction des rats est jugée nécessaire, elle aura lieu dans les conditions indiquées ci-dessus relativement au navire avec rats pesteux ;

d) Jusqu'à ce que tout soupçon soit écarté, les passagers et l'équipage peuvent être soumis à une surveillance dont la durée ne dépassera pas cinq jours, comptés à partir de la date d'arrivée, sauf dans des cas exceptionnels où l'autorité sanitaire peut prolonger la surveillance jusqu'à un maximum de dix jours.

En ce qui concerne les navires *indemnes*, nous avons quelques critiques à formuler sur les conclusions prises par la conférence de Paris.

Tout d'abord, si le navire indemne a une patente nette, il est évident que les rats ne peuvent être dangereux et, alors, il n'y a aucune raison de les faire détruire, même s'ils présentaient une mortalité anormale qui, dans ce cas, ne saurait-être causée par la peste, puisque le navire est supposé provenir d'un pays non contaminé.

Si, maintenant, le navire est muni d'une patente brute, c'est-à-dire s'il vient d'une région contaminée, nous n'avons pas le temps de rechercher si les rats sont ou non pesteux, car il faudrait pour être logique, isoler le bâtiment et les marchandises pendant le temps nécessaire au diagnostic. D'autre part, ces rats sont suspects, puisqu'ils viennent de pays pesteux.

Il n'y a donc pas à hésiter : il faut désinfecter le navire et détruire les rats avant bien entendu, le déchargement des marchandises.

Nous avons souvent parlé de désinfection et de destruction des rats. Le tout n'est pas d'admettre qu'en théorie il faut faire ceci ou cela : il faut de plus, avoir sous la main un moyen de réaliser en pratique ce que l'on demande en théorie. Avons-nous ce moyen ?

Certes oui, l'appareil Clayton donne d'excellents

résultats, nous nous contentons ici de le signaler sans entrer dans le détail. Cet appareil est d'un maniement simple et rapide et d'une efficacité suffisante : conditions qui permettront d'établir contre la peste une pophylaxie tout en employant des mesures qui ne seront pas vexatoires et qui ne seront pas une entrave trop considérable au commerce.

Nous en arrivons maintenant au choléra.

Affection se propageant par l'eau souillée de matières fécales de cholériques, elle est causée par le bacille virgule.

L'incubation varie de quelques heures à cinq jours. Cette limite que nous considérons comme maxima sera la base de toute la prophylaxie contre ce redoutable fléau.

Art. 26. — Les navires *infectés* de choléra sont soumis au régime suivant :

1° Visite médicale ;

2° Les malades sont immédiatement débarqués et isolés ;

3° Les autres personnes doivent être également débarquées, si possible, et soumises, à dater de l'arrivée du navire, à une observation ou à une surveillance dont la durée variera selon l'état sanitaire du navire et selon la date du dernier cas, sans pouvoir dépasser cinq jours ;

4° Le linge sale, les effets à usage et les objets de l'équipage et des passagers qui, de l'avis de l'autorité sanitaire du port sont considérés comme contaminés, sont désinfectés ;

5° Les parties du navire qui ont été habitées par les malades atteints de choléra ou qui sont considérées par l'autorité sanitaire comme contaminées, sont désinfectées ;

6° L'eau de la cale est évacuée après désinfection.

L'autorité sanitaire peut ordonner la substitution d'une bonne eau potable à celle qui est emmagasinée à bord.

Il peut être interdit de laisser s'écouler ou de jeter dans les eaux du port les déjections humaines, à moins de désinfection préalable.

Cet article, excellent en ce qui concerne l'isolement des cholériques, contient évidemment une mesure exagérée quand il prévoit une « observation », même facultative, mais laissée au bon plaisir de l'autorité sanitaire.

La surveillance sanitaire, limitée à cinq jours ou à six ou sept, si l'on veut, par excès de précaution, serait beaucoup moins vexatoire et, en somme, aussi efficace puisque, soumis à une surveillance, le passager ou homme de l'équipage qui serait atteint du choléra serait immédiatement connu et isolé.

Quant à la désinfection du navire, on peut être assez large sur ce point. En effet, le choléra ne se transmettant que par les matières fécales de cholériques qui vont souiller les eaux, il suffit de désinfecter les linges ou objets qui anraient pu être contaminés par des déjections de cholériques.

Art. 27. — Les navires *suspects de choléra* sont soumis aux mesures qui sont prescrites sous les numéros 1°, 4°, 5°, 6° de l'article 26.

L'équipage et les passagers peuvent être soumis à une surveillance qui ne doit pas dépasser cinq jours à dater de l'arrivée du navire. Il est recommandé d'empêcher, pendant le même temps, le débarquement de l'équipage, sauf pour raisons de service.

Rien à reprendre à cet article qui, tout en prenant des précautions suffisantes, respecte les libertés de chacun.

Art. 28. — Les navires *indemnes* de choléra sont admis à la libre pratique immédiate, quelle que soit la nature de leur patente.

Le seul régime que puisse prescrire à leur sujet l'autorité du port d'arrivée consiste dans les mesures prévues aux numéros 1°, 4° et 6° de l'article 26.

L'équipage et les passagers peuvent être soumis, au point de vue de leur état de santé, à une surveillance qui ne doit pas dépasser cinq jours à compter de la date où le navire est parti du port contaminé.

Il est recommandé d'empêcher, pendant le même temps, le débarquement de l'équipage, sauf pour raisons de service.

L'autorité compétente du port d'arrivée peut toujours réclamer sous serment un certificat du médecin à bord ou, à son défaut, du capitaine, attestant qu'il n'y a pas eu de cas de choléra sur le navire depuis le départ.

La surveillance de l'équipage et des passagers doit être recommandée et devrait même être obligatoire si le navire vient d'un port contaminé. Dans le cas contraire, aucune mesure n'est à prendre, bien entendu.

II. — FIÈVRE JAUNE

La conférence de Paris s'est peu occupée de la fièvre jaune. Nous reproduisons ce qu'elle dit de cette affection, nous réservant d'ébaucher un modèle de prophylaxie qui pourrait s'appliquer à cette affection.

Titre V

Fièvre jaune.

Art. 182. — Il est recommandé aux pays intéressés de modifier leurs règlements sanitaires de manière à les mettre en rapport avec les données actuelles de la science sur le mode de transmission de la fièvre jaune, et surtout sur le rôle des moustiques comme véhicule des germes de la maladie.

Un aperçu général sur le mode de transmission de la maladie est nécessaire pour pouvoir baser une prophylaxie sur des données scientifiques.

Nous savons actuellement que l'agent pathogène de la fièvre jaune, encore inconnu, se transmet par la piqûre de certains moustiques.

Le moustique s'infecte en piquant un malade, mais ne devient dangereux que le douzième jour après s'être infecté.

Quant à l'homme, il ne peut infecter le moustique que pendant les trois premiers jours de son affection.

Les linges et objets dont se sont servis les malades atteints de fièvre jaune ne sont pas contagieux.

Telles sont les données très générales sur lesquelles nous allons nous appuyer pour essayer d'établir une prophylaxie rationnelle de la fièvre jaune,

Supposons un navire parti d'une région contaminée. De deux choses l'une, ou il arrivera au port de débarquement sans avoir de malades, ou, au contraire, il en aura.

S'il y a des malades, ceux-ci doivent être immédiatement isolés dans un lazaret dont les fenêtres seront munies de grillages et les portes munies d'un tambour grillagé, de façon à empêcher la pénétration des moustiques dans l'intérieur de l'établissement.

Quant aux passagers et membres de l'équipage de ce navire, il est possible qu'ils soient en incubation; on devra donc les soumettre à une surveillance sanitaire de cinq jours (l'incubation variant entre deux et quatre jours).

Si, pendant les cinq jours de surveillance, les individus suspects viennent à être atteints de fièvre jaune, il faut immédiatement prendre les mesures que l'on prend à la Havane. Ces mesures consistent à envoyer au domicile du malade une équipe de « grillageurs » qui obturent immédiatement toutes les ouvertures de la chambre du malade avec du grillage très fin. Ces mesures ont donné à la Havane des résultats excellents.

Il ne suffit pas de prendre des mesures à l'égard des passagers et équipage, il faut également en prendre à l'égard de la cale et des marchandises.

On sait en effet que les cales contiennent souvent des moustiques par suite de la présence dans celles-ci de petites flaques d'eau qui suffisent à entretenir assez d'humidité pour permettre aux moustiques de vivre.

Puisque le navire vient d'un point contaminé, il se peut fort bien que ces moustiques soient infectés; il aut donc de toute nécessité désinfecter systématiquement et là encore l'appareil Clayton pourra rendre de grands services.

Si le navire, au lieu d'être infecté, est suspect ou indemne, puisqu'il vient d'une région contaminée, il sera prudent de soumettre les passagers et l'équipage à une surveillance sanitaire comme dans le cas précédent et de détruire également les moustiques.

CONCLUSIONS

I. Les quarantaines, ou tout au moins les mesures destinées à arrêter les épidémies, remontent à une époque très reculée.

II. Les quarantaines telles qu'elles sont appliquées actuellement ne sont pas des moyens capables d'arrêter une épidémie et, de plus, présentent souvent des caractères vexatoires.

III. Les lazarets dans lesquels on subit les quarantaines sont souvent organisés de telle sorte que, si l'on n'y meurt ni de choléra, ni de peste, ni de fièvre jaune, on risque d'y mourir de misère physiologique.

IV. La suppression des quarantaines s'impose sauf pour les passagers ou membres de l'équipage malades au débarquement.

Dans les autres cas, navire venant d'un point contaminé, les quarantaines doivent être remplacées par une surveillance sanitaire.

Pour la *peste :* surveillance sanitaire de *cinq* jours pour ceux qui se sont soumis à une injection préventive de sérum antipesteux ; séjour de *dix* jours avec surveillance sanitaire *dans le port de débarquement et non dans un lazaret*, pour ceux qui ont refusé cette injection.

Pour le *choléra* et la *fièvre jaune:* Surveillance sanitaire de *cinq* jours.

V. Les désinfections des marchandises de la cale et, lorsqu'ils sont suspects, des bagages des passagers, doit être faite à l'aide des moyens moderne et avec la plus grande rapidité, de façon à ne pas devenir un obstacle au commerce.

INDEX BIBLIOGRAPHIQUE

1801

Howard (J.), Histoire des principaux lazarets d'Europe, Paris 1801.

1826

Robert (J.), Guide sanitaire des gouvernements européens, Paris, 1826.

1827

Chervin, Examen des principes de l'administration en matière sanitaire. Paris, 1827.

1835

De Lesseps, Correspondance officielle adressée à M. le ministre des affaires étrangères, depuis le 2 décembre 1834 au 26 juin 1835.

1837

Lachèze, Mémoire sur la peste en Perse (Bulletin de l'Académie royale de médecine, Paris, 1837).

1839

Perron, Réponse aux sept questions posées par les ministres anglais, 1839.

1843

Grassi, Addition dirigée et consacrée à l'Assemblée des savants réunis à Lucques, 1843.

Chervin, Pétition aux Chambres pour la suppression immédiate des mesures sanitaires, Paris, 1843.

1845

Lesperanza (Gabriel), Mémoire sur la quarantaine de Jaffa, depuis la nouvelle possession de la Syrie et de la Palestine par les Osmalis, 31 janvier 1845.

1846

Prus, Rapport à l'Académie royale de médecine sur la peste et les quarantaines, 1846.

1851

Conférence de Paris, 1851.

1859

Conférence de Paris, 1859.

1866

Conférence de Constantinople, 1866.

1867

Girette (Jules), La civilisation et le choléra, Paris, 1867.

1874

Conférence de Vienne, 1874.

1881

Conférence de Washington, 1881.

1885

Conférence de Rome, 1885.

1892

Conférence de Vienne, 1892.

1893

Conférence de Dresde, 1893.

Proust (A.), La défense de l'Europe contre le choléra, 1893.

1894

Conférence de Paris, 1894.

1896

Proust (A.), L'orientation nouvelle de la politique sanitaire, 1896.

1897

Conférence de Venise, 1897.

Proust (A.), La défense de l'Europe contre la peste et la Conférence de Venise, 1897.

1903

Brouardel (P.), La conférence sanitaire internationale de Paris (10 octobre, 3 décembre 1903). Bulletin de l'Académie de médecine, 22 décembre 1903.

Calmette (A.), Fransk (E.), Freyberg (N.), Nocht, H. Ringeling, La prophylaxie sommaire de la peste et les modifications à apporter au règlement quarantenaire (Congrès de Bruxelles, 1903).

Conférence de Paris, 1903.

Teissier (J.), Le système quarantenaire dans la Méditerranée, ses caractères vexatoires, son inutilité, ses dangers (Bulletin de l'Académie de médecine, 2 juin 1903).

Teissier (J.), Lortet, Proust, Moissan, Chantemesse. Discussion sur le système quarantenaire dans la Méditerranée (Bulletin de l'Académie de médecine, 16 juin 1903).

Proust (A.), Sur le système quarantenaire de la Méditerranée (Bulletin de l'Académie de médecine, 23 juin 1903).

Josias (A.), Sur le lazaret du Frioul et les mesures de défense contre la peste (Bulletin de l'Académie de médecine, 8 décembre 1903).

MONOD (H.), VALLIN, BROUARDEL, ROUX, JOSIAS, Discussion sur le lazaret du Frioul et les mesures de défense contre la peste (Bulletin de l'Académie de médecine, 29 décembre 1903).

1904

BOREL (F.), Choléra et peste dans le pèlerinage musulman (1660-1903).

COURMONT (J.), Cours d'hygiène professé à la Faculté de médecine de Lyon.

TABLE DES MATIÈRES

Lyon. — Imp. A. Rey, 4, rue Gentil. — 36773.

www.ingramcontent.com/pod-product-compliance
Ingram Content Group UK Ltd.
Pitfield, Milton Keynes, MK11 3LW, UK
UKHW012246240726
13966UKWH00004B/1319